BEI GRIN MACHT SICH IHR WISSEN BEZAHLT

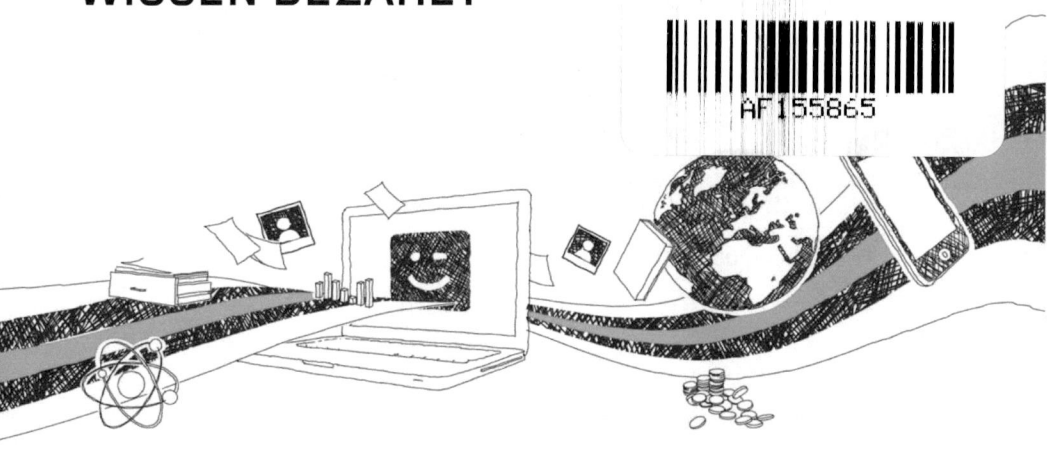

- Wir veröffentlichen Ihre Hausarbeit,
  Bachelor- und Masterarbeit

- Ihr eigenes eBook und Buch -
  weltweit in allen wichtigen Shops

- Verdienen Sie an jedem Verkauf

Jetzt bei www.GRIN.com hochladen und kostenlos publizieren

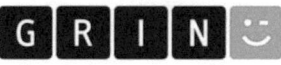

Bibliografische Information der Deutschen Nationalbibliothek:

Die Deutsche Bibliothek verzeichnet diese Publikation in der Deutschen National-bibliografie; detaillierte bibliografische Daten sind im Internet über http://dnb.d-nb.de/ abrufbar.

Dieses Werk sowie alle darin enthaltenen einzelnen Beiträge und Abbildungen sind urheberrechtlich geschützt. Jede Verwertung, die nicht ausdrücklich vom Urheberrechtsschutz zugelassen ist, bedarf der vorherigen Zustimmung des Verlages. Das gilt insbesondere für Vervielfältigungen, Bearbeitungen, Übersetzungen, Mikroverfilmungen, Auswertungen durch Datenbanken und für die Einspeicherung und Verarbeitung in elektronische Systeme. Alle Rechte, auch die des auszugsweisen Nachdrucks, der fotomechanischen Wiedergabe (einschließlich Mikrokopie) sowie der Auswertung durch Datenbanken oder ähnliche Einrichtungen, vorbehalten.

Impressum:

Copyright © 2016 GRIN Verlag, Open Publishing GmbH
Druck und Bindung: Books on Demand GmbH, Norderstedt Germany
ISBN: 9783668357167

Dieses Buch bei GRIN:

http://www.grin.com/de/e-book/346391/komplementaermedizin-und-deren-bedeutung-in-der-gesundheitsfoerderung

Elija Landbeck

Komplementärmedizin und deren Bedeutung in der Gesundheitsförderung

GRIN Verlag

GRIN - Your knowledge has value

Der GRIN Verlag publiziert seit 1998 wissenschaftliche Arbeiten von Studenten, Hochschullehrern und anderen Akademikern als eBook und gedrucktes Buch. Die Verlagswebsite www.grin.com ist die ideale Plattform zur Veröffentlichung von Hausarbeiten, Abschlussarbeiten, wissenschaftlichen Aufsätzen, Dissertationen und Fachbüchern.

Besuchen Sie uns im Internet:

http://www.grin.com/

http://www.facebook.com/grincom

http://www.twitter.com/grin_com

Evangelische Hochschule Ludwigsburg

Hausarbeit

Komplementärmedizin und deren Bedeutung in der Gesundheitsförderung

Seminar: „Demographischer Wandel und chronische Erkrankungen"

Elija Landbeck

Inhaltsverzeichnis

1. Einleitung

In der vorliegenden Hausarbeit möchte ich mich mit der Komplementärmedizin als Ergänzung zur klassischen, allopathischen Medizin beschäftigen und am Ende in den Blick nehmen, welche Bedeutung ihr im Hinblick auf die Gesundheitsförderung zukommt. Ich möchte verschiedene Methoden der alternativen Medizin vorstellen und an einem konkreten Beispiel ihre nachgewiesene Wirkung aufzeigen. Nicht fehlen darf natürlich auch die Kritik, die insbesondere aus der schulmedizinischen Richtung kommt. Immer mehr an Bedeutung hat in den letzten Jahren auch der Placebo-Effekt gewonnen. Wo man anfangs glaubte, er betreffe vornehmlich die Alternativmedizin, so weiß man heute, dass er auch in der Schulmedizin eine nicht zu unterschätzende Rolle spielt.

Entstanden ist die Idee, dieses Thema zu bearbeiten, aus einem sehr persönlichen Interesse. Aufgrund meiner eigenen gesundheitlichen Situation bin ich schon seit Jahren immer wieder auf der Suche nach neuen Wegen und Behandlungsmöglichkeiten. Außerdem möchte ich in meiner späteren Arbeit unbedingt auch in dieser Richtung tätig werden.

2. Hauptteil

2.1 Ärztliche Professionalität und Komplementärmedizin

Vor dem eigentlichen Einstieg in das Thema erscheint es mir wichtig, gerade auch im Hinblick auf die an späterer Stelle behandelte Kritik an der Alternativmedizin, kurz anzureißen, wie sich Komplementär- und Schulmedizin gegenüberstehen.

Zunächst ist es unabdingbar anzumerken, dass Ärzte aufgrund ethischer Vereinbarungen und der Charta der medizinischen Professionalität ganz besondere Qualitätsstandards beachten müssen, und dies gilt natürlich gleichermaßen für die allopathische- und die alternative Medizin. Zu nennen sind hier wichtige Prinzipien wie zum Beispiel fachliche Kompetenz, die Schweigepflicht, Wissenschaftlichkeit, stete Verbesserung der Behandlungsqualität, Offenlegung von Interessenskonflikten usw. (Kiene, Helmut; Heimpel, Hermann 2010). All diese Prinzipien müssen im medizinischen Pluralismus, also in der gleichzeitigen Existenz von Schul- und Alternativmedizin ihre Berücksichtigung finden. Wichtig zu beachten ist in diesem Zusammenhang allerdings, dass diese Professionalität in der Schulmedizin meist viel transparenter und besser nachvollziehbar ist als in alternativen Verfahren. Doch auch letztere haben ihre Verpflichtung zur Wissenschaftlichkeit. Nach der „Professionalitätscharta" gründet sich das Wissen des Arztes auf externe Evidenz und ärztliche Erfahrung (Kiene, Helmut; Heimpel, Hermann 2010).

Anerkannt ist der medizinische Pluralismus seit dem Jahre 1976, als in das Arzneimittelgesetz der Bundesregierung „Besonderen Therapierichtungen" wie Homöopathie, Phytotherapie und Anthroposophische Medizin verankert wurden. Auch das Sozialgesetzbuch und die Rechtsprechung betonen seither diesen Pluralismus. Auf internationaler Ebene erkennt die Weltgesundheitsorganisation besonders die so genannte „Traditionelle Medizin" der verschiedenen Regionen der Erde an (Kiene, Helmut; Heimpel, Hermann 2010).

Zur Überprüfung der Evidenz bei einer medizinischen Methode dient die Evaluation mittels klinischer Studien. Mein Praxisbeispiel an späterer Stelle wird sich auch auf eine solche Studie stützen.

Gerade auch im Hinblick auf die Kritik an der Komplementärmedizin, die ich an späterer Stelle dieser Hausarbeit besprechen möchte, ist es interessant zu erwähnen, dass inzwischen immerhin die Hälfte der ambulant tätigen MedizinerInnen die Alternativmedizin befürwortet (Kiene, Helmut; Heimpel, Hermann 2010).

An oberster Stelle ärztlichen Handelns steht das PatientInnenwohl (salus aegroti suprema lex) – dicht gefolgt von der Autonomie der PatienInnen. Umfragen haben ergeben, dass sich die Mehrzahl der PatienInnen eine Kombination aus Schul- sowie Komplementärmedizin wünscht (Kiene, Helmut; Heimpel, Hermann 2010).

2.2 Was verbirgt sich hinter dem Begriff der Komplementärmedizin - geschichtliche und gesellschaftliche Entwicklung

Nun möchte ich mich dem Begriff der Komplementärmedizin annähern, über dessen Stellung in der heutigen Gesellschaft informieren und zur besseren Verstehbarkeit auch ein wenig über die Geschichte und Entwicklung sagen. Wissenschaftliche Grundlage dafür bietet mir eine medizinhistorische Kurzexpertise von Herrn Prof. Dr. phil. Robert Jütte. Herr Jütte ist Leiter des Institutes für Geschichte der Medizin der Robert Bosch Stiftung in Stuttgart. Die Kurzexpertise ist sehr aktuell, sie stammt aus dem Jahre 2013. Interessant ist noch anzumerken, was der Grund für diese Auftragsarbeit war: die Schweizer Bevölkerung hatte ein paar Jahre zuvor per Volksabstimmung darüber entschieden, die Verfassung dazu zu verpflichten, die Komplementärmedizin zu fördern. Daraufhin entstand das Problem der Wissenschaftlichkeit bestimmter Behandlungsmethoden und in diesem Zusammenhang die Frage, welche Verfahren von den Krankenkassen finanziert werden (Jütte 2013: 1). Diese Volksabstimmung in der Schweiz zeigt wie ich finde deutlich die Brisanz des Themas auf. Die Bevölkerung denkt um, erlebt die Grenzen der Schulmedizin sehr deutlich und übernimmt zunehmend mehr Verantwortung für die eigene Gesundheit. Beste Voraussetzungen für die Gesundheitsförderung also, aber dazu an späterer Stelle mehr.

Der Begriff „Komplementärmedizin" hat erst in den 1980er Jahren Einzug in den deutschen Sprachgebrauch gefunden als Bemühung, alternativen Behandlungsverfahren einen würdigenden Begriff zu verleihen: „In gleicher Weise müssen sich in der Medizin die Fragen am jeweiligen Problem orientieren und dabei in der Regel beide komplementäre Aspekte: Leib und Seele, Materie und (Lebens-)Energie, berücksichtigen. Dazu brauchen wir sowohl das kartesianisch-mechanische als auch das kybernetische Weltbild. Das eine erfaßt mehr den materiellen Teilchenaspekt, die Maschine Mensch mit ihren Bauelementen und Schaltungen, das andere mehr den energetischen Wellen-Aspekt, die Lebenskraft und den Geist, der die Maschine bewegt" (Hansel 1988, zitiert in Jütte 2013: 3). Diese Aussage beschreibt für mich vortrefflich die gleichberechtigte Bedeutung und gegenseitige Ergänzung der Schul- und Komplementärmedizin. Hier wird die große Bedeutsamkeit deutlich, welche die Komplementärmedizin inzwischen in Deutschland erlangt hat. Ihre Berechtigung und die Nachfrage danach waren niemals so hoch. Dennoch ist es Anliegen und Ziel meiner Arbeit, deutlich zu machen, dass sich unter den Begriff der Komplementärmedizin leider oft auch wenig fundierte Behandlungsverfahren mischen, die den Begriff gleichsam vor der allopathischen Medizin in ein schlechtes Licht rücken.

Hansel folgert aus diesem Zitat, dass die Schulmedizin insbesondere bei schweren Erkrankungen ihre größten Erfolge erzielen kann, die Alternativmedizin hingegen eher bei chronischen und/oder psychosomatischen.
Während lange Zeit die Komplementärmedizin eben nicht als wichtige Ergänzung zur allopathischen Medizin gesehen wurde, sondern eher als Feind, den es zu bekämpfen galt, ist sie inzwischen in weiten Teilen anerkannt – natürlich abgesehen von einigen Ausnahmen, wie zum Beispiel dem spirituellen Heilen (Jütte 2013: 3).

Drei alternative Heilmethoden sind inzwischen sogar in das Sozialgesetzbuch als „besondere Therapierichtungen" aufgenommen worden: die Homöopathie, die anthroposophische Medizin sowie die Phytotherapie. Diese drei Therapierichtungen wurden 1976 im Arzneimittelgesetz privilegiert, indem sie von „einem Wirksamkeitsnachweis auf streng naturwissenschaftlich-statistischer Basis ausgenommen wurden (Jütte 2013: 4). Der Begriff „besondere Therapierichtungen" konnte sich allerdings nicht durchsetzen, er ist lediglich im Gesetz verankert. Schließlich greift er auch viel zu kurz, da er ja nur die eben genannten drei Verfahren beinhaltet.

Nun möchte ich den Begriff „Alternative Medizin" beleuchten, den ich im bisherigen Verlauf meiner Hausarbeit ja recht unreflektiert synonym für den Begriff der Komplementärmedizin verwendet habe: Ganz wichtig ist vorweg anzumerken, dass sich so genannte „Heiler", die nur einzelne wenige AnhängerInnen haben, nicht der alternativen Medizin zuordnen lassen. Sowohl in der Medizingeschichte als auch heute noch lassen sich dem Begriff Alternativmedizin unkonventionelle Heilmethoden zuordnen, welche von einer großen, oft medizinkritischen Anhängerschaft unterstützt werden und sich von der allopathischen Medizin abgrenzen (Jütte 2013: 5). Alternativmedizin umfasst nun also die bereits genannten, weit verbreiteten Behandlungsverfahren der Homöopathie, der anthroposophischen Therapie und der traditionellen Naturheilkunde, worunter auch die genannte Phytotherapie, fällt. Auch zur alternativen Medizin gehören folgende Methoden, die aus anderen Kulturen bei uns Einzug erhalten haben wie beispielsweise die ursprünglich aus den USA stammende Osteopathie, die Chiropraktik sowie die Akupunktur. Wenngleich die Akupunktur zwar der Traditionellen Chinesischen Therapie (TCM) entstammt, so ordnet man nur sie als Teilbereich der Alternativmedizin in Deutschland zu. Ihr Nutzen wurde so gut erforscht, dass die Akupunktur auf dem besten Weg ist, integrierte Standardtherapie zu werden. Immer häufiger begegnet man inzwischen auch der altindischen Richtung „Ayurveda", die ich deshalb an dieser Stelle nicht unerwähnt lassen möchte, allerdings ist sie noch nicht so weit verbreitet, als dass man sie bereits der alternativen Medizin unterordnen könnte (Jütte 2013: 6).

Die Begriffe „Komplementärmedizin" und „Alternativmedizin" scheinen sich inhaltlich zu widersprechen, da das eine übersetzt eine Ergänzung, das andere eine Alternative zur Schulmedizin bedeutet. Da deshalb in Bezug auf die Begrifflichkeit immer wieder Diskussionen entstanden, einigte man sich international auf die Abkürzung CAM (complementary and alternative medicine), die beide Begriffe beinhaltet (Jütte 2013: 6-7).

Doch es gibt noch eine weitere Begrifflichkeit, die inzwischen besonders in den USA, aber auch hier zunehmend Verwendung findet: Integrative Medizin. Dieser Begriff steht für eine wissenschaftlich fundierte Medizin, denn etwas kann nur integriert werden, wenn es mit dem vorherrschenden System, also der Schulmedizin, konform geht (Jütte 2013: 7).

Abschließend ist zu diesem Kapitel noch zu erwähnen, dass die meisten Therapiemethoden, die der alternativen Medizin zuzuordnen sind, im Gegensatz zur allopathischen Medizin, auf einem bestimmten Menschenbild beruhen. Auf diesem jeweiligen Menschenbild baut sich dann das Verständnis der Heilmethode auf (Jütte 2013: 10).

2.3 Ein Streiflicht durch verschiedene, alternative Heilmethoden

2.3.1 Homöopathie

Die Homöopathie wird seit mehr als 200 Jahren praktiziert. Sie beruht kurz gesagt auf der so genannten Simile-Regel, die ihr Begründer Samuel Hahnemann wie folgt formulierte: „Similia similiabus curentur", das bedeutet übersetzt: „Ähnliches soll durch Ähnliches geheilt werden" (Sartori, Osterkamp, Uebing, Linde 2014: 191). Krankheiten werden also durch Substanzen geheilt, welche bei Gesunden die Symptome hervorrufen würden, unter denen die PatientIn leidet. Die eingesetzten Substanzen werden stufenweise immer weiter mit Wasser oder Ethanol verdünnt, „potenziert", um toxische Nebenwirkungen zu verhindern und gleichzeitig die Wirksamkeit zu verstärken. Aus naturwissenschaftlicher Sicht ist diese Vorgehensweise natürlich nicht nachvollziehbar und so ist die Homöopathie seit jeher großer Kritik ausgesetzt. Es existieren zahlreiche Studien, die zu sehr unterschiedlichen Ergebnissen kommen. Bei vielen PatientInnen ist die Homöopathie allerdings äußerst beliebt (Sartori, Osterkamp, Uebing, Linde 2014: 191). Herr Jütte beschreibt verschiedene Begrifflichkeiten, welche das Menschenbild der Homöopathie bestimmen. Dies hier auszuführen, würde zu weit gehen. Wichtig erscheint mir allerdings zu bemerken, dass die Schulmedizin mit solchen Begrifflichkeiten nichts anfangen kann (Jütte 2013: 12).

2.3.2 Phytotherapie

„Phytotherapie ist die Heilung, Linderung und Vorbeugung von Krankheiten und Beschwerden durch Arzneipflanzen, durch deren Teile wie Blüten, Wurzeln oder Blätter, durch Pflanzenbestandteile wie ätherische Öle oder durch Zubereitungen aus Arzneipflanzen (Phytopharmaka) wie Trockenextrakte, Tinkturen oder Presssäfte" (Gesellschaft für Phytotherapie e.V.). Die Phytotherapie beruht auf dem gleichen medizinischen Verständnis von Gesundheit und Krankheit wie die Schulmedizin, einziger Unterschied ist also, dass sie statt chemisch hergestellter Arzneien auf rein pflanzliche Bestandteile zurückgreift. Sie wird im Arzneimittelgesetz als Therapierichtung genannt (Gesellschaft für Phytotherapie e.V.). Die Phytotherapie erzielt große Erfolge und wird inzwischen weit verbreitet eingesetzt. Ich denke man kann es als Allgemeinwissen annehmen, dass bekannt ist, wie die Phytotherapie mittlerweile auch in öffentlichen Medien großflächig beworben wird. Besonders einprägsam ist mir persönlich hier die TV-Werbung für pflanzliche Arzneimittel bei Erkältungskrankheiten im Gedächtnis.

2.3.3 Traditionelle Chinesische Medizin (TCM)

Im Gegensatz zur westlichen Schulmedizin ist die TCM vor allem eine Erfahrungsheilkunde. Sie entwickelte sich über Jahrtausende und untersucht und behandelt nicht eine bestimmte Krankheit, sondern untersucht den Menschen ganzheitlich. Aufgrund aller Eigenschaften und Beschwerden einer PatientIn kristallisiert sich das individuelle „Muster der Disharmonie" heraus. Die Therapie ist dann individuell auf den Menschen abgestimmt und wirkt nicht nur auf ein bestimmtes Organ, sondern allumfassend. Die TCM besteht aus folgenden fünf Behandlungssäulen: Akupunktur und Moxibustion, chinesische Arzneimitteltherapie, CAT Diätetik, Qigong und Taiji, Tuina. Besonders weit verbreitet und auch wissenschaftlich gut erforscht ist in Deutschland die Akupunktur (Deutsche Ärztegesellschaft für Akupunktur e.V.).

Leider bietet der Umfang dieser Hausarbeit nicht den Rahmen, weitere Behandlungsmethoden vorzustellen, deshalb möchte ich hier der Vollständigkeit halber lediglich noch einige beim Namen nennen: Osteopathie, anthroposophische Medizin, Feldenkrais, Atemtherapie, Aromatherapie, Kneipp-Therapie, Bach-Blüten-Therapie, Schüßler-Salze, Fußreflexzonenmassage, Yoga-Therapie und viele weitere mehr.

2.4 Nachgewiesene Wirkung am Beispiel der Akupunktur

In den Jahren 2002 bis 2007 wurden die weltweit größten Studien (GERAC-Studie) zur Wirksamkeit der Akupunktur an verschiedenen Beispielen durchgeführt. Ich möchte hier kurz die Ergebnisse der Studie im Bereich der Migräne-Prävention aufzeigen, veröffentlicht vom deutschen Ärzteblatt:

Die Studie hat ergeben, dass die Akupunktur die Frequenz der Migräne Attacken genauso gut senkt wie die schulmedizinische Standardtherapie. Interessanterweise war die Akupunktur allerdings genauso wirksam, wenn sie nicht nach den Regeln der Traditionellen Chinesischen Medizin durchgeführt wurde. Die Studie ergab aber auch, dass neun von zehn PatientInnen weiterhin Medikamente zur Akutbehandlung der Migräneattacken benötigten. Ein Problem der Studie war, dass überdurchschnittlich viele ProbandInnen ausstiegen, da sie durch eine bevorstehende Akupunkturbehandlung motiviert waren, allerdings nicht alle Teilnehmenden diese Behandlung auch tatsächlich erhielten, denn man brauchte natürlich Kontrollgruppen, die anders behandelt wurden. Ein weiteres Problem ergibt sich daraus, dass die BehandlerInnen wussten, ob sie eine echte oder eine Schein-Akupunktur durchführen. Dies und die Tatsache, dass sich die ProbandInnen gegebenenfalls bereits im Vorfeld über die Akupunktur informiert hatten, könnte dazu geführt haben, dass einige während der Behandlung merkten, ob es sich um eine echte oder um eine Scheinbehandlung handelte. In Zahlen ausgedrückt senkte die Akupunktur die Migränefrequenz in vier Wochen um 2,3 Tage, die schulmedizinische, medikamentöse Therapie um 2,1 Tage und die Scheinakupunktur um 1,5 Tage. Hier wird der so genannte Placebo-Effekt sehr deutlich erkennbar, den ich an späterer Stelle meiner Arbeit noch kurz beleuchten werde. Initiatoren der Studie waren die gesetzlichen Krankenkassen, die sich daraufhin mit der Frage konfrontiert sahen, ob sie die Akupunktur in ihren Leistungskatalog aufnehmen sollen. Dagegen sprechen die hohen Kosten, dafür spricht der öffentliche Druck der PatientInnen, die sich gegenüber Privatversicherten natürlich sehr benachteiligt fühlen, wenn sie die Kosten für die Akupunkturbehandlung selbst tragen müssen (Deutsches Ärzteblatt 2006).

Dieses Beispiel zeigt deutlich, dass die Komplementärmedizin, die in aller Regel deutlich nebenwirkungsarmer ist als die klassische Schulmedizin, letzterer in ihrer Wirksamkeit auf jeden Fall ebenbürtig sein kann. Allerdings sind genau solche, wissenschaftlich fundierte Studien notwendig, um Skeptiker von dieser Tatsache zu überzeugen und alternative Behandlungsmöglichkeiten vor den Krankenkassen rechtfertigen zu können.

2.5 Zur Bedeutsamkeit des Placebo – Nocebo Effekts

Nun möchte ich zunächst kurz den so genannten „Placebo-Effekt" (inklusive Nocebo) vorstellen und dann in einem nächsten Schritt diesen mit einer kritischen Sichtweise auf die Komplementärmedizin verknüpfen:

Allgemein hin wird von Placebos eher abschätzig gesprochen, so nach dem Motto „es ist eben nur ein Placeboeffekt". Dass sich dahinter allerdings viel mehr versteckt, was sich die Medizin immer mehr zu Nutze macht, möchte ich hier aufzeigen. Nach klassischer, medizinischer Begrifflichkeit handelt es sich bei einem Placebo um ein Scheinmedikament, welches keinerlei Wirkstoff enthält, von seiner äußeren Erscheinung allerdings nicht vom echten Präparat unterschieden werden kann. Das Placebo kann allerdings keinerlei Wirkung auslösen, es enthält lediglich Stärke oder andere Füllstoffe. Die Wirkung findet auf anderer Ebene statt, dazu später mehr. In Studien kommen allerdings auch so genannte aktive Placebos zum Einsatz, welche so geringe Dosen des Medikamentes enthalten, dass keine Wirkung erwartet werden kann, dennoch aber auftretende Nebenwirkungen untersucht werden können (Breidert, Hofbauer 2009 im Deutschen Ärzteblatt: 751).

Aus der Tatsache heraus, dass Scheinmedikamente nicht nur wirksam sein können, sondern auch unerwünschte Wirkungen auslösen können, entstand der Begriff „Nocebo". Zu negativen Auswirkungen von Nocebo's können zum Beispiel pessimistische Überzeugungen, negative Informationen von Arzt oder Apotheker aber auch das Lesen der möglichen Nebenwirkungen im Beipackzettel, führen.

Aber nun zu den Placebos – wie wirken diese? Jede Krankheit ist potentiell dazu in der Lage, im Zuge einer „Spontanheilung" von selbst zu heilen beziehungsweise zumindest gelindert zu werden. Bei Placebogabe und dieser Entwicklung kann man die Heilung leicht auf das Scheinmedikament zurückführen. Der Haupteffekt liegt allerdings in einer unbewussten Konditionierung und einer bewussten Erwartungshaltung des Behandelten. Außerdem spielt natürlich die Beziehung zwischen BehandlerIn und PatientIn eine nicht unwichtige Rolle (Breidert, Hofbauer 2009 im Deutschen Ärzteblatt: 752). Die unbewusste Konditionierung geht auf die berühmten Untersuchungen von Pawlow und seinen Hunden zurück. Die meisten Menschen haben in ihrem Leben bereits die Erfahrung gemacht, dass die Einnahme eines Medikamentes ein Symptom lindern konnte. Unbewusst wird also angenommen, dass es wieder helfen wird, wenn man ein neues Medikament bekommt. Und dies gilt natürlich auch für die Einnahme von Scheinmedikamenten. Die bewusste Erwartungshaltung entsteht durch Informationen seitens des Behandelnden und anderen Menschen im Umfeld. Selbst wenn man der PatientIn erklärt, es handle sich um ein Placebo und aber in einem Nebensatz erwähnt, dass es schon vielen anderen geholfen habe, ist die Wirkung enorm. 13 von 14 PatientInnen erlebten dadurch eine Besserung ihrer Symptomatik um 41%.

Weitere Faktoren spielen ebenfalls eine Rolle, so zum Beispiel das äußere Erscheinungsbild und der Preis. Nebenbei sei an dieser Stelle erwähnt, dass ich im Moment selbst diese Erfahrung mit dem Preis mache. Meine Krankenkasse bezahlt mein Dauermedikament vom Originalhersteller seit längerer Zeit nicht mehr und ich bildete mir ein, das Generikum eines anderen Herstellers, welches gerade mal ein Zehntel des Originals kostet, würde schlechter wirken. So greife ich inzwischen wieder zum Originalpräparat und nehme in Kauf, die hohen Kosten selbst tragen zu müssen. Ganz entscheidend ist auch, wie bereits kurz erwähnt, die Beziehung zwischen Behandelnden und Behandelten. Je vertrauensvoller und empathischer, desto höher ist die zu erwartende Wirkung. Diese Tatsache ist für alle Bereiche der Gesundheitsförderung meines Erachtens von größter Bedeutung. Überall dort, wo Beratung beziehungsweise Begleitung stattfindet, kommt dieser Aspekt zum Tragen. Wenn ich also beispielsweise als SozialarbeiterIn ein Angebot mache und meine KlientIn mir vertraut und mich und meine Kompetenz schätzt, wird sich dies höchstwahrscheinlich stark auf den Effekt meines Angebotes auswirken. Zu beachten ist allerdings ein Punkt: Bisher konnte in Untersuchungen nicht gezeigt werden, dass die positive Erwartungshaltung des

Behandelnden Auswirkungen auf den Erfolg hat (Breidert, Hofbauer 2009 im Deutschen Ärzteblatt: 754). Wenn ich also ein Angebot mache wird das nicht allein deshalb erfolgreich, weil ich selbst daran glaube, denn dabei habe ich die Beziehungsdynamik außer Acht gelassen.

Nun zurück zu meinem Hauptthema, der Komplementärmedizin: Allgemein bekannt ist die Tatsache, dass im Bereich der Alternativmedizin die Behandelnden ihren KlientInnen in aller Regel mit deutlich mehr Zeit und Ruhe begegnen als in der oft hektischen Schulmedizin. Der zwischenmenschlichen Beziehung wird meist eine sehr viel höhere Bedeutung beigemessen als im allopathischen Setting. Die Schulmedizin könnte also schlussfolgernd daraus noch deutlich bessere Ergebnisse erzielen, wenn sie sich den Placeboeffekt in diesem Sinne mehr zu Nutzen machen würde und den einzelnen PatientInnen mehr persönliche Zuwendung zukommen lassen würde (Breidert, Hofbauer 2009 im Deutschen Ärzteblatt: 754)!

2.6 Kritik an der Komplementärmedizin

Auch wenn ich bisher in meiner Arbeit natürlich stets darum bemüht war, sachlich zu bleiben und mich entgegen meiner persönlichen Überzeugung nicht auf die Seite „Pro" Komplementärmedizin zu stellen, ist es nun dennoch notwendig, die weit verbreitete Kritik kurz zu beleuchten, die der Alternativmedizin seit jeher insbesondere von Seiten der Schulmedizin entgegenkommt. Ich versuche mich aufgrund der knappen Kapazitäten dieser Arbeit sehr kurz zu halten:

Auch wenn die Komplementärmedizin immer mehr AnhängerInnen und gesellschaftliche Anerkennung erlangt, so ist doch die Kritik aus bestimmten schulmedizinischen Lagern nach wie vor ungebrochen groß. Der größte Kritikpunkt aus schulmedizinisch-wissenschaftlicher Sicht ist natürlich die viel schwierigere, wissenschaftliche Untersuchbarkeit der alternativen Heilmethoden und die schlechte Studienlage.

Eine ernstzunehmende Gefahr sehen Kritiker darin, die Komplementärmedizin nicht komplementär, also ergänzend zur Schulmedizin, sondern wirklich alternativ einzusetzen: „Wer eine Erkältung mit dem weitgehend wirkungslosen Echinacea behandelt, wird daran nicht sterben. Wer dagegen einen Tumor mit Pilzen oder Globuli zu bekämpfen versucht, schiebt vielleicht eine lebensverlängernde Chemo- oder Strahlentherapie zu lange hinaus" (Rauner 2013 in Zeit Online).

Zahlreiche Therapien bergen auch Gefahren, wie das bei der weit verbreiteten und beliebten Mistel-Therapie bei Krebserkrankungen der Fall ist: Während die Mistel bei der Bekämpfung

9

bestimmter Krebsarten tatsächlich hilfreich ist, bewirkt sie bei anderen Krebsformen genau das Gegenteil, nämlich ein Wachstum der Krebszellen (Rauner 2013 in Zeit Online).

Ich möchte noch das Beispiel der Homöopathie anführen, welches deutlich aufzeigt, dass die öffentliche Problematik und der Streit zwischen Schulmedizin und alternativen Heilmethoden ungebrochen bleibt und noch lange nicht überwunden ist: Die Homöopathie verursacht verhältnismäßig verschwindend geringe Kosten, dennoch setzen sich Wissenschaft und Politik immer wieder dafür ein, eine Finanzierung durch die gesetzlichen Krankenkassen zu untersagen. Diese wiederum stehen allerdings unter einem enormen Druck, denn insbesondere ein junges, gutverdienendes Klientel verlangt nach der Homöopathie und zieht in Erwägung, sich privat zu versichern, wenn die gesetzlichen Kassen die Homöopathie nicht erstatten. Dies wiederum führt dazu, dass den gesetzlichen Krankenkassen Mitglieder, die viel Geld bringen und wenig kosten, verloren gehen (Schweitzer 2010 in Zeit Online). Wissenschaftlich arbeitenden Ärzten wie beispielsweise Edzard Ernst geht es um die Frage, wie unsere moderne Gesellschaft mit Therapien wie der Homöopathie umgeht: „Wenn die Medizin sich wieder in das Gebiet der Glaubensbekenntnisse begibt, wäre das sehr betrüblich – das haben wir eigentlich seit 50 Jahren hinter uns" (Schweitzer 2010 in Zeit Online).

2.7 Die Bedeutung der Komplementärmedizin in der Gesundheitsförderung

Nachdem ich nun einen im Rahmen des Umfanges dieser Arbeit möglichen Überblick über das große Feld der Komplementärmedizin gegeben habe, möchte ich mir abschließend noch Gedanken über deren Bedeutung für die Gesundheitsförderung machen. Ich denke aus meiner Arbeit ist hervorgegangen, welch große Chancen die Komplementärmedizin bieten kann und wie sehr sie von immer größeren Teilen der Gesellschaft befürwortet und in Anspruch genommen wird. Demgegenüber steht allerdings natürlich die noch mangelnde Überprüfbarkeit durch wissenschaftliche Studien. Wenn man nun davon ausgeht, dass die Gesundheitsförderung bestrebt ist, die Menschen darin zu unterstützen, sich selbstverantwortlich für ihr gesundheitliches Wohl einzusetzen, so kann man der Komplementärmedizin eine wichtige Rolle zuschreiben. Allgemein bekannt ist die Tatsache, dass der Schulmedizin oft vorgeworfen wird, im Wesentlichen die Symptomatik einer Erkrankung zu behandeln und weniger die Ursachen. Die Komplementärmedizin versucht den anderen Weg zu gehen und die Ursachen zu suchen, aber dennoch natürlich die Symptombehandlung nicht völlig außer Acht zu lassen. Insbesondere aus der Tatsache heraus, dass die Komplementärmedizin aktiver aufgesucht werden muss und dass die gesetzlichen Krankenkassen sie nur sehr bruchstückhaft finanzieren, verlangt eine solche

Behandlung in jedem Fall von der PatientIn mehr Engagement und Eigeninitiative als eine klassische, allopathische Behandlung. Insofern ist sie also ganz im Sinne der Gesundheitsförderung und führt dazu, dass die Menschen mehr Eigenverantwortung und Selbstfürsorge für ihre Gesundheit übernehmen. Gerade auch im präventiven Bereich hat die Komplementärmedizin sehr viel anzubieten. Insofern kommt ihr, soweit ich das beurteilen kann, im Bereich der Gesundheitsförderung eine nicht unwichtige Bedeutung zu.

3. Schlussteil

Ich bin sehr froh, dieses Thema als mein Hausarbeitsthema gewählt zu haben. Schnell habe ich jedoch gemerkt, dass der knappe Umfang der Arbeit dazu geführt hat, dass ich mich thematisch stark einschränken musste. Dennoch ist es mir hoffe ich gelungen, einen Überblick über die Komplementärmedizin zu geben und sie mit ihren Vor- und Nachteilen von der allopathischen Medizin abzugrenzen. Während der Bearbeitung des Themas habe ich mir stets Gedanken darüber gemacht, inwiefern ich in meiner späteren beruflichen Tätigkeit in diesem Bereich arbeiten könnte. Das habe ich als eine große Bereicherung empfunden und somit bin ich dankbar dafür, dass ich dieses Thema, welches mich persönlich äußerst interessiert, im Rahmen meines Studiums bearbeiten konnte.

4. Literaturverzeichnis

Verfügbar unter: http://www.aerzteblatt.de/archiv/70330 (Erstzugriff am 25.4.16)

Verfügbar unter: http://data.aerzteblatt.de/pdf/106/46/m751.pdf (Erstzugriff am 25.4.16)

Verfügbar unter: http://www.aerzteblatt.de/nachrichten/37800 (Erstzugriff am 27.4.16)

Verfügbar unter: http://www.aerzteblatt.de/nachrichten/23293 (Erstzugriff am 27.4.16)

Verfügbar unter: http://dr-smrz.de/sites/dr-smrz.de/files/naturheilkunde.jpg (Erstzugriff am 25.4.16)

Verfügbar unter: http://www.karger.com/Article/Pdf/57221 (Erstzugriff am 25.4.16)

Verfügbar unter: http://www.bag.admin.ch/themen/krankenversicherung/06392/06517/index.html?lang=de (Erstzugriff am 25.4.16)

Verfügbar unter: https://www.dzvhae.de/index.php?menuid=1&downloadid=1143&reporeid=0 (Erstzugriff am 27.4.16)

Verfügbar unter: http://phytotherapy.org/de/fragen-zur-phytotherapie/was-ist-phytotherapie/ (Erstzugriff am 27.4.16)

Verfügbar unter: http://www.daegfa.de/patientenportal/Chinesische_Medizin.Chinesische_Medizin.aspx (Erstzugriff am 27.4.16)

Verfügbar unter: http://www.zeit.de/zeit-wissen/2013/04/komplementaermedizin-krebs-forschung/seite-3 (Erstzugriff am 4.5.16) http://www.zeit.de/2010/50/Homoeopathie/komplettansicht (Erstzugriff am 13.5.16)

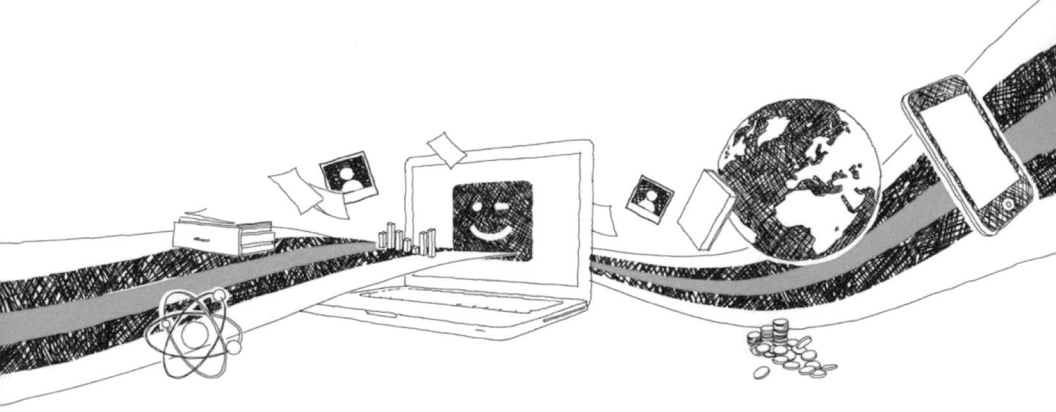
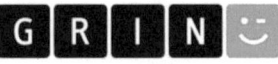